AF315968

L'INDISPENSABLE

OU

L'HYGIÈNE C'EST LA SANTÉ

Conseils recueillis, réunis et publiés

Par M. Marius CHAVET

OPÉRATEUR - DENTISTE

A GIVORS (Rhône)

LYON

IMPRIMERIE VEUVE ROUGIER ET FILS

Grande-Rue de la Guillotière, 28.

—

1870

Cette petite brochure a été écrite avec l'intention de donner aux gens de la campagne des conseils qu'ils feront très-bien de mettre en pratique, elle est écrite avec simplicité, de manière a être bien comprise des personnes à qui elle est destinée. L'auteur ne se pose pas ici comme une célébrité, mais étant par son travail en continuel rapport avec les travailleurs de la campagne et de la ville, il a parfaitement compris que des conseils mis à la portée de ces lecteurs et faciles à mettre en pratique, pourraient rendre quelques services ; aussi désire-t-il, étant enfant du peuple, être compris par ses frères.

Marius **CHAVET**.

L'INDISPENSABLE

OU

L'HYGIÈNE C'EST LA SANTÉ

CHAPITRE PREMIER.

L'hygiène c'est la santé.

Dernièrement un cultivateur me demandait ce que signifiait le mot hygiène ; je ne fus nullement surpris de la question de ce bon vieillard, car les mèches de longs cheveux blancs qui s'échappaient des bords de son épais bonnet de laine me laissaient supposer que mon interlocuteur pouvait bien approcher de la septantaine (**70** ans), comme l'on dit encore dans beaucoup de campagnes......

Je ne fus nullement surpris, dis-je, de la demande qu'il m'adressait ; mais, si elle m'eût été adressée par un jeune homme, certainement elle m'aurait fait beaucoup de peine, car il est si facile, de nos jours, d'aller à l'école, que, selon moi, les parents qui négligent d'y envoyer leurs enfants sont plus que des négligents, ce sont de grands coupables.

Eh bien ! répondis-je, le mot hygiène signifie : que vous devez régulièrement vous tenir le corps propre ainsi que vos habits, votre linge de lit et de corps. Ne pas laisser la poussière s'amasser sur vos meubles, sur vos rideaux ; car, par le seul mouvement que l'on fait en marchant, cette poussière s'élève dans l'espace et vous l'aspirez malgré vous. Cela agit d'une manière déplorable sur vos organes respiratoires ; il s'ensuit de là que vous éprouvez des besoins excessifs d'éternuer, ce qui parfois peut déterminer un transport au cerveau.

CHAPITRE II.

Il en est de même des objets qui servent aux besoins de la cuisine ; il faut que chacun soit nettoyé tous les jours, ne jamais laisser en entrepôt la nourriture qui doit resservir aux repas suivants, soit dans des marmites de fonte, de fer, fer battu, et surtout de cuivre : la nourriture fermente, s oxide et donne tous les jours lieu à une foule d'accidents tels que : coliques, vomissements, enflammations d'intestins qui parfois, en l'absence spontanée d'un médecin, peuvent amener mort.

Egalement pendant les chaleurs, j'ai vu devant beaucoup de maisons à la campagne, des défoncements de terrains comblés par des eaux croupies, empestiférées, dont la superficie pullule d'une quantité épouvantable de moucherons pestilentiels ; rien n'est plus pernicieux que ces espèces de mares infectes. Allons donc, prenez le balai et sortez-moi ça de là ; rien n'est plus facile de reporter cela au fond de la cour.

Comprenez-vous maintenant, mon brave, que l'hygiène c'est la santé ; pour se bien porter il ne faut pas faire d'extra, pas plus de boissons que de nourriture : trop de travail fatigue et use ; trop de repos engourdit : en se modérant en tout on se fait vieux et l'on jouit d'une agréable vieillesse que beaucoup de jeunes gens usés par les veillées et l'intempérance vous envient ; car les abus de toutes sortes font gagner autant d'argent aux entrepreneurs de pompes funèbres qu'aux fabricants de toutes les liqueurs falsifiées. — Voyez surtout dans les grands centres industriels : le cœur est navré à la vue de tous ces jeunes hommes qui ressemblent plus à des squelettes qu'à des êtres vivants.

CHAPITRE III.

Si vous voulez bien suivre mon raisonnement et mes conseils, je suis persuadé que vous pourrez rendre de très-grands
services à vos amis et voisins (écoutez bien) ; l'hygiène vous
dit aussi : ne vous couchez pas sur la plume, cela est malsain;
ne vous étouffez pas sous un fardeau de couvertures, cela
arrête la circulation du sang, force à la transpiration, affaiblit
et donne le cauchemar, et incontestablement vous vous ré-
veillez suffoqué avec de violents maux de tête.

Faites en sorte de placer votre lit dans un endroit sec et facile a érer, car il est de toute urgence de renouveler souvent
l'air de votre chambre à coucher; il faut aussi exposer à l'air
tous les objets qui composent votre literie. Le changement
d'air est également utile aux personnes malades, aussi bien
qu'à celles qui sont chargées de les veiller.

Puisque je vous parle de malade, gardez-vous bien de les
attrister par vos conversations, par vos regards, car le malade
examine avec attention et défiance tout ce qui se passe autour
de lui et rien n'agit plus sur le moral que de laisser croire à
un malade que sa position est dangereuse.

Je connais un médecin qui joint à sa science le talent de
faire rire son malade, et avec ce procédé, il arrive plus
promptement à la guérison que beaucoup de ses confrères,
dont la figure composée et sinistre ressemble à celle d'un
greffier qui vient vous lire votre condamnation ! Faire rire
un malade c'est le forcer à oublier son mal; aussi est-ce avec
une impatience mêlée de plaisir qu'il attend l'heure de la
visite.

CHAPITRE IV.

Voyez-vous, continuai-je, la plus grande quantité des maladies chez tous les travailleurs en général, ne sont dans leurs débuts que des refroidissements négligés, peu à peu ces refroidissements arrêtent la limpidité du sang ; le sang coagulé alors se fixe sur la poitrine, et cela graduellement, altère votre santé. Vous pouvez dans cette circonstance apporter de suite du soulagement en faisant prendre à la personne des infusions de *lierre-terrestre* coupées avec moitié de lait, convenablement sucrée, avec recommandation de boire aussi chaud que possible ; le lierre-terrestre est une plante qui se traîne habituellement le long des haies ; sa feuille est ronde et dentellée : dans quelques pays on la désigne sous le nom de trainasse.

Herbe à la vierge, herbe à bon, ou bien encore herbe du rhume qui devrait être son vrai nom.

Combien y a-t-il, pendant les chaleurs, de malheureux ouvriers qui sont entraînés au tombeau par la coupable habitude de rechercher pour se désaltérer les boissons les plus fraîches qu'ils puissent découvrir. Ah ! malheureux, prenez garde aux fluxions de poitrine : ce qui est bien plus facile pour éviter le mal, c'est simplement de mettre dans une cruche ou un pot d'eau, un crouton de pain grillé et d'y ajouter une petite quantité de vinaigre ; vous verrez que cette boisson vous sera salutaire. Il faut éviter avec soin, lorsque l'on a chaud, de rester à un courant d'air et surtout de se découvrir ; puis, comme il est prouvé que la digestion se fait plus difficilement au repos que pendant le travail, il faut éviter de se coucher immédiatement après le souper, cela est une précaution très-essentielle pour jouir d'un paisible sommeil et pour s'éveiller dispos de corps et d'esprit et surtout, comme je l'ai dit déjà, évitez les lits trop moux et trop chauds qui forcent à la transpiration, cela est toujours pernicieux pour les femmes sur le retour d'âge, et pour les vieillards disposés à l'enflammation de la vessie et aux calculs des voix urinaires.

Je vous ai dit tout à l'heure d'éviter de rester aux courants d'air, car en tous temps cela est à craindre ; presque tous les maux de dents sont la suite inévitable de cette négligence ; il faut aussi se garder d'avoir les pieds dans l'humidité, craindre les boissons trop chaudes ou trop froides; mais malheureusement vos dents sont cariées ; confiez-vous à un bon praticien qui, s'il en est temps encore, vous les minéralisera, ce qui est bien préférable à l'extraction, puisque vous conservez vos dents pour manger.

Mais avant tout, si vous tenez à garder vos dents en bon état, c'est de vous faire parfois nettoyer la bouche par un dentiste consciencieux et connu dans la localité.

De même que je recommande aux parents de faire faire l'extraction à leurs enfants des premières dents, dites dents de lait, dès l'instant que ces dents commencent à remuer dans l'alvéole, car la seconde dent qui pousse en dessous est forcée de se faire un passage, elle perce donc en dedans ou en dehors de l'os maxillaire : c'est ce que l'on nomme *surdent*, et certainement rien n'est plus disgracieux.

CHAPITRE V.

Le brave campagnard, qui jusque-là m'avait écouté avec toutes ses oreilles comme l'on dit parfois, m'interrompit alors et me dit : je vous remercie beaucoup, monsieur, de tous vos bons airs, seulement vous devez comprendre qu'il me serait bien difficile de pouvoir me souvenir de tout ce que vous venez de m'expliquer, et selon moi, m'est avis que si vous écriviez tout ça pour en faire un petit livre que vous vendriez dans tous nos villages, chacun vous en achèterait. Vous y pourriez ajouter beaucoup de choses encore, et à coup sûr, votre petit livre deviendrait l'indispensable dans nos chaumières comme dans la chambre de l'ouvrier. — Eh bien! mon brave, vous me donnez-là une idée que je vais mettre à exécution de suite, et bien plus, je nommerai mon livre du mot que vous venez vous-même de prononcer, l'*Indispensable*, c'est vous qui en serez le parrain ; par conséquent, c'est à vous que j'adresserai mon premier né. — C'est entendu, me répondit-il, et je vous promets qu'il sera le bienvenu. Là-dessus nous nous serrâmes la main en nous quittant, et en rentrant chez moi je me mis à l'œuvre afin de tenir ma promesse. Je dédie cette petite brochure à mon nouvel ami en particulier et à tous les cultivateurs et ouvriers en général.

CHAPITRE VI.

Il faut recommander à tous vos voisins et amis de garder à leur disposition un flacon renfermant de l'alcali-volatil : cela est de la plus grande utilité, car, si quelqu'un venait à être dangereusement piqué par une vipère, mordu par un animal présumé contagieux, il faut immédiatement presser la partie endommagée, puis tâcher de faire pénétrer dans l'intérieur de la plaie quelques gouttes de cette essence, l'envelopper d'un linge imprégné du liquide, serrer vivement à l'aide d'une ficelle ou d'une chevillère, un pouce au-dessus de la piqure ou de la morsure, afin d'empêcher au venin de pénétrer jusqu'à la circulation du sang. On doit également mettre quatre à cinq gouttes d'alcali dans un verre d'eau que l'on fera prendre à la personne ; avec tous ces soins, on peut attendre patiemment l'arrivée du médecin, que l'on doit requérir pour plus de sûreté ; on agira de même pour toutes espèces de piqures faites par ces mouches venimeuses et dont le dard fait instantanément venir une empoule qui fait horriblement souffrir. Il viendra un temps, j'en suis certain, où chaque ouvrier des champs aura continuellement dans sa poche un petit flacon d'alcali-volatil, seul moyen de pouvoir appliquer le remède à temps, car si vous êtes éloigné de la maison et qu'un malheur arrive, souvent il est trop tard lorsque l'on vous apporte des soins ; le même procédé s'applique également aux animaux qui auraient été piqnés ou mordus.

Un deuxième flacon, tout aussi utile que le premier, doit contenir de l'extrait-de-saturne, et si quelqu'un venait à se faire une entorse ou une foulure, hâtez-vous de prendre un sceau d'eau fraîche, mettez y dedans un quart de verre ordinaire d'*extrait-de-saturne* et plongez dans cette eau la partie qui vient d'être endommagée ; restez quinze à vingt minutes en repos, vous verrez que la personne se trouvera très-bien de ce bain ; si la partie contusionnée ne pouvait pas se laisser plonger dans l'eau, prenez alors des linges que vous trempez dans cette eau blanche, appliquez ces linges mouillés sur le mal et vous les y maintiendrez avec des bandes de toile, en attendant l'arrivée de M. le médecin.

Tenez, chers lecteurs, je vais vous raconter une circonstance dont je fus acteur et spectateur tout à la fois. Je partais un matin d'une commune du département du Jura ; à peine ma voiture avait-elle parcouru un demi-kilomètre sur la grande route qui, de Seillère conduit à Lons-le-Saunier, qu'un voiturier dont les charrettes avaient quelque peu d'avance sur mon cheval, fut précipité par un choc : le malheureux s'était endormi sur une de ses charrettes; heureusement à cet endroit, la route venait de recevoir une couche assez épaisse de sable fin. Néanmoins, ce pauvre diable devait certainement être grièvement contusionné, car j'avais vu positivement une roue lui passer sur le haut des deux cuisses. Il se roulait à terre et laissait échapper des plaintes produites par la douleur. Sauter à bas de ma voiture, courrir à son secours, aidé de quelques braves gens, nous le portâmes alors dans un pré voisin. Mais, ô bonheur ! j'aperçois à quelques pas devant moi une ravissante petite rivière; déshabiller mon homme et le déposer au milieu de cette onde pure et limpide, ne fut que l'affaire d'une minute ; je forçai mon pauvre voiturier, malgré ces récriminations à rester plus d'un quart d'heure dans l'eau courante. Comme cette scène tragique et comique avait amenés ou plutôt attirés plusieurs curieux, quel ne fut pas l'étonnement général lorsque cet homme sortit de l'eau, se revêtit de ses habits, déclarant à tout le monde présent qu'il ne ressentait plus aucun mal. Nous rentrâmes dans la première auberge, nous y prîmes ensemble quelques verres de vin chaud et tous deux nous continuâmes notre route ; depuis cette époque nous nous sommes rencontrés plusieurs fois et toujours la conversation revient sur ce sujet ; il m'appelle l'homme aux grands-bains. Il n'y a rien de surprenant dans l'efficacité de mon procédé, la fraîcheur de l'eau a forcé le sang à la circulation ; n'ayant pu se fixer dans les endroits qui avaient été mutilés, le mal avait disparu.

Un troisième flacon que l'on doit également avoir chez soi, doit contenir de l'éther. Quand quelqu'un se plaindra de tiraillements dans l'estomac, d'un malaise, d'une mauvaise digestion, même de coliques, vite trois ou quatre gouttes dans un verre d'eau sucrée, ou seulement sur un morceau de sucre que-l'on fait prendre à la personne qui sera soulagée, en attendant l'arrivée du médecin, qu'il faudrait réclamer si cela devenait dangereux.

CHAPITRE VII.

Voici maintenant quelques conseils que je donne aux ménagères et mères de famille.

Presque toutes les femmes en ménage, lorsque le printemps nous ramène le doux soleil, les fleurs et les oiseaux, lorsque l'on remonte au grenier le poêle et ses noirs cornets que nous avons entouré avec satisfaction et bonheur même, pendant ces longues soirées d'hiver, ce poêle autour de qui nous avons écouté les *lectures*, les *légendes*, les *histoires* que chacun de la maison a lues, contées et racontées, pour abréger l'ennui de ces tristes veillées.

Quand enfin la chaleur nous fait ouvrir les fenêtres et quitter nos vêtements épais pour nous faire reprendre ceux plus en rapport avec la température, alors toutes les ménagères enveloppent les effets de drap, de laine, de mérinos, etc., et les placent avec soin dans l'armoire ou la commode, en leur disant au revoir pour six ou sept mois. Mais, quand vient le moment de les remettre à l'air, de les secouer, de les brosser pour s'en vêtir de nouveau, grand Dieu ! quelle désolante découverte, tous sont rongés, troués, presque littéralement criblés par des hartes, des mythes, des vers, souvent aussi par des rats. Voilà de l'argent à dépenser, parce que l'on ignorait qu'en soupoudrant tout cela avec de l'alun et de l'aloës en poudre pendant toutes les chaleurs, aucun insecte n'oserait s'en approcher.

De même, pour débarrasser vos bois de lit de cette horrible et dégoutante punaise, il s'agit tout simplement de prendre un seau d'eau bien froide, de mettre dans l'eau cent cinquante grammes d'alcali, puis avec une éponge ou un linge le laver à grande eau, partout ou vous verrez punaises et œufs ; il faut renouveler cela deux ou trois fois pendant les chaleurs et vous verrez si vous dormirez tranquillement. Je vous ai parlé tout à l'heure de poudre d'aloës et d'alum, semez-en également partout ou vous pouvez supposer des nids de caffards, ils auront bientôt quitté les lieux ; quand aux rats, partout ou vous apercevrez leur présence, hâtez-vous de boucher les trous avec un morceau d'alun ; je vous garantis qu'ils ne passeront plus par là.

Pour vous débarrasser des mouches, prenez un morceau de planche mince de la longueur à peu près de cinquante centimètres, refendez-là par le milieu à trois centimètres de son extrémité, faites un trou pour pouvoir y passer un morceau de ficelle, à seule fin de la pendre dans votre cuisine, vos chambres, et surtout votre salle à manger; lorsque vous aurez refendu cette planche, enduisez-là dans sa séparation d'une couche de miel ordinaire, et pendez cela au plafond : toutes les mouches viendront pour sucer le miel et naturellement resteront prisonnières; alors de temps à autre vous donnez un coup sec de chaque main pour faire réunir les deux morceaux de la planche refendue, et vous écrasez toutes les mouches ; recommencez de même.

Il est inutile de vous dire que si vous ne voulez pas avoir de sale insecte que l'on nomme araignée, ainsi que ces dégoutantes toiles, c'est de nettoyer chaque jour, à l'aide du balai, principalement les coins qui sont dans l'obscurité de vos appartements ; en entrant dans une maison on se rend compte, au premier coup d'œil, de la qualité d'une bonne ménagère.

CHAPITRE VIII.

Puisque je cherche à donner à cette brochure un appas de curiosité, je veux y joindre une statistique qui m'a été fournie par un journal anglais :

L'*Illustrated Landon Newss* qui, en recherchant les chiffres donnés par les meilleurs géographes, ainsi que dans les documents les plus autorisés, est parvenu à établir la statistique suivante que je reproduis ici à titre de renseignement curieux.

Les habitants de la terre sont du nombre de :

1,288 millions dont 369 millions de race Caucasienne ; 562 millions de race Mongole ; 190 millions de race Éthiopienne ; 1 million de race Indo-Américaine et 176 millions de race Malaise : toutes ces races parlent respectivement 3,642 langues et professent mille religions diverses; la totalité des morts pendant une année est de 333,333.333, c'est-à-dire 91,634 par jour, 3,730 par heure, et 60 par minute, 1 par seconde ; en telle sorte que chacune de nos pulsations marque le décès d'une créature humaine. Mais cette perte est compensée par un nombre proportionnel de naissances.

La durée moyenne de la vie humaine sur tout le globe est de 33 ans ; un quart de la population terrestre meurt avant 7 ans, et une moitié avant dix-sept. Sur 10,000 personnes, une seule arrive à accomplir la centième année de la vie; une seule sur 500 atteint quatre-vingt-dix ans ; une seule sur 100 vient à soixante ans.

Les hommes mariés vivent plus longtemps que les célibataires, et un homme de haute stature à plus de chance d'une longue vie que celui qui est de petite taille.

Sur 1,000 personnes, il en est soixante-cinq qui se marient, et c'est dans le mois de juin et celui de décembre que les mariages sont les plus fréquents.

Les enfants nés au printemps sont généralement plus forts que ceux qui naissent dans les autres saisons : la naissance et la mort ont le plus souvent lieu dans la nuit.

Le huitième de la population seulement est propre au service militaire.

La nature des professions exerce une grande influence sur la longévité ; ainsi, sur mille personnes des professions suivantes, voici les proportions qui atteignent 70 ans : parmi les prêtres 42, les agricnlteurs 40, les négociants et les ouvriers 33, les ingénieurs et les avocats 29, les professeurs 27, les médecins 24. Ainsi, ce sont ceux qui passent leur vie à chercher les moyens de prolonger celles des autres qui meurent les plus jeunes. La chose est moins bizarre qu'elle ne le semble, quand on songe aux dangers que courent souvent les médecins.

Il y a sur la terre 335 millions de chrétiens, 5 millions d'israélites, 588 millions qui professent l'une ou l'autre des religions asiatiques, plus 116 millions de mahométants, 200 millions de païens ; parmi les chrétiens, 170 millions qui professent la religion catholique romaine, 76 millions, suivent les croyances grecques et 80 millions la doctrine protestante.

> Malgré ce que l'on dit,
> Vous restez convaincu
> Que du grand au petit,
> Qui est mort a vécu.

Un autre journal nous donne encore une deuxième statistique qui présente bien autant d'intérêt :

Sous la haute direction de 38 mille maires, de 36 mille gardes-champêtres communaux qui veillent sur la sécurité des récoltes et sur les mœurs champêtres ; ils sont aidés par 13 mille gendarmes, divisés en trois mille brigades ; 30 mille gardes particuliers veillent sur les propriétés privées ; 30 mille douaniers gardent les frontières et perçoivent les droits ; les forêts et les eaux sont défendues par 10 mille gardes-forestiers et gardes-pêche ; 6 mille commissaires de police et agents de second ordre organisent la police dans toute la France.

Il convient d'ajouter à ce chiffre la police de Paris, qui s'élève au moins à 7 mille commissaires de police, officiers de paix et sergents de ville.

Tous les délits ou crimes constatés par les susnommés sont

jugés par 3,000 juges de paix ; 4,450 magistrats composent 370 cours d'appel, assistés, quand ils siégent en cour d'assise, par 8,500 jurés par an.

Le journal auquel j'emprunte ces intéressants détails, les complète par le chiffre des prisons dont dispose la pénalité ; 3 bagnes reçoivent les condamnés aux travaux forcés ; 25 maisons centrales reçoivent les condamnés à la détention et à la réclusion ; 86 maisons de justice logent les accusés et les condamnés à mort ; sans compter 362 prisons départementales, 2,000 maisons de justice de dépôt cantonnal et les 3,000 chambres de sûreté des casernes de gendarmerie ; sans compter non plus les 12 prisons nécessaires à la consommation judiciaire de Paris ; enfin, 38 mille violons sont mis gratis à la disposition de tous les ivrognes, tapageurs de France et de Navarre.

Voici la date de quelques inventions :

Les cartes à jouer appartiennent aux Chinois. Le premier jeu de cartes que l'on vit en Europe fut apporté par un Vénitien, vers l'an 1310.

La poste aux lettres fut établie en France par le roi Louis XI, en 1460.

L'imprimerie, connue depuis si longtemps chez les Chinois, fut introduite et perfectionnée en Europe, par Gutemberg, qui inventa les caractères. Plus tard, un Allemand du nom de Schœffer, trouva le moyen de fondre les caractères : on lui doit aussi la découverte de l'encre d'imprimerie.

La première horloge à sonnerie fut construite à Padoue, l'an 1339 ; celle que l'on voit au Palais-de-Justice, à Paris, remonte à 1370.

Le papier coton, découvert très-anciennement par les Chinois, a été inventé par les Espagnols, au commencement du douzième siècle.

On prit du café pour la première fois à Venise, en 1615, et à Marseille, en 1645.

Les chandelles de suif furent fabriquées pour la première fois, en Angleterre, vers le milieu du XIIIme siècle.

Avant le milieu du XVIIme siècle, aucune ville de France, pas même Paris, n'étaient éclairées ; les premières lanternes datent de 1750.

Le premier bâteau à vapeur a été expérimenté en 1782, par le marquis de Jouffroy. — Mais sa perfection date de 1820.

L'Américain Francklin, découvrit le paratonnerre en 1760.

La première machine locomotive remonte à 1814 ; elle fut construite par l'anglais Stephenson.

L'éclairage au gaz date de 1811 ; il a pour inventeur le Français Lebon.

La photographie ou Daguerre, date de 1838.

La découverte de la vaccine est due à Jenner, en 1796.

Le premier ballon à air chaud, fut lancé par les frères Mongolfier, d'Annonay (Ardèche), 1783.

Et c'est en 1771 que Parmentier introduisit en France, un véritable trésor, la pomme de terre.

M. Marius CHAVET, dentiste à Givors (Rhône), est possesseur d'un système américain, pour guérir instantanément le mal de dents le plus violent, arrête la carie et facilite la minéralisation qui, par ce procédé devient indissoluble.

Autorisé par décision ministérielle en date du 1ᵉʳ juillet 1870.

(Toute reproduction sera rigoureusement poursuivie.)